AF500865

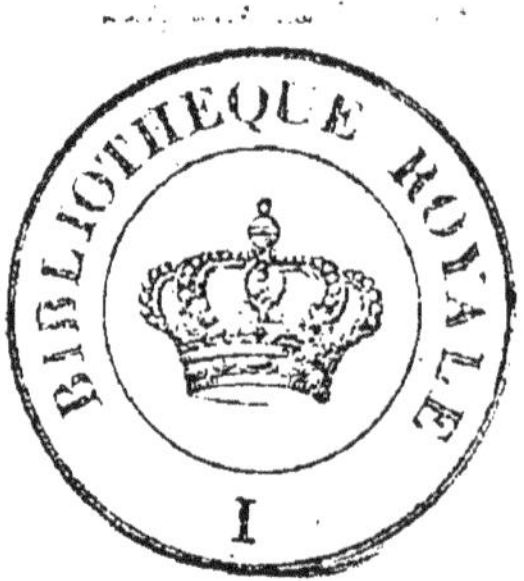

RECHERCHES SUR LES ALIÉNÉS,

EN ORIENT.

NOTES SUR LES ÉTABLISSEMENTS QUI LEUR SONT CONSACRÉS
A MALTE (ILE DE), AU CAIRE (ÉGYPTE), A SMYRNE (ASIE-MINEURE),
A CONSTANTINOPLE (TURQUIE);

Par le docteur **J. MOREAU** (de Tours),
Médecin de Bicêtre.

Il y a quarante ans, au plus, si en France, en Angleterre, en Allemagne, on eût cherché à déterminer, d'une manière seulement approximative, le nombre des aliénés existants dans ces divers pays, les causes auxquelles il faut le plus souvent rattacher les maladies de l'esprit, les formes principales que ces maladies affectent, l'organisation médicale et administrative des établissements dans lesquels les *lunatiques* étaient renfermés, etc., on eût sans doute rencontré d'innombrables difficultés que les efforts les mieux dirigés n'auraient pas toujours surmontées. Toute recherche eût été vaine, ou presque vaine, avant que des hommes de science et de dévouement, par des études approfondies, une patience infatigable, vinssent à bout de faire pénétrer la lumière dans ce chaos.

De nos jours, en Orient, où science, administration, tout fait défaut à la fois, celui qui veut se livrer à des recherches de la nature de celles dont nous parlons, se sent arrêté à chaque pas. Réduit à ses seules ressources, sans aide, sans guide, ses moyens d'investigation sont excessivement bornés. Il manque d'instruments. Le passé n'a rien légué ; c'est à tâtons qu'il doit fouiller dans le présent. Aucun des nombreux voyageurs qui, avant lui, ont exploré les contrées orientales, n'a fixé son attention sur le sujet qui l'occupe. Prosper Alpin, qui, comme on sait, a écrit un gros volume sur la médecine et les maladies des Egyptiens, ne dit pas un mot des aliénés.

On ne devra donc point s'étonner si ce que nous-mêmes avons pu recueillir sur cette classe de malades laisse beaucoup à désirer. Il nous a été impossible d'arriver à telles données statistiques, dont le chiffre élevé se prête aux déductions les plus intéressantes et les plus sûres.

Je commencerai par décrire brièvement les établissements consacrés aux aliénés, dans l'ordre où je les ai successivement visités. Les réflexions générales viendront ensuite.

ILE DE MALTE.

Malte, à proprement parler, ne fait point partie de l'Orient. Jetée au milieu de la Méditerranée, à 25 lieues de la Sicile, à 83 de Tunis sur la côte d'Afrique, elle est en quelque sorte un point intermédiaire entre l'Orient et l'Occident. Cependant, bien que façonnée à la civilisation européenne par ses différents maîtres venus de l'Occident, l'île de Malte, par le caractère, les mœurs, les habitudes, l'origine tout africaine de sa population, origine si profondément empreinte dans la physionomie des Maltais, au teint basané, au nez un peu épaté, aux lèvres épaisses, à l'œil noir et vif caché sous d'épais sourcils, dans son langage surtout, qui a tant d'analogie avec l'arabe vulgaire, par son climat enfin et les productions de son sol, appartient bien plus à l'Orient qu'à l'Occident. Au point de vue physique et moral, on peut dire qu'à Malte on a déjà un pied en Orient. C'est donc là que doivent commencer nos recherches sur les aliénés.

Malte possède deux établissements consacrés aux aliénés; l'un est destiné aux aliénés non agités, l'autre aux furieux (fùriosi). *Franconi,* le premier de ces établissements, est situé dans une espèce de faubourg appelé la *Floriana*, relié par un système général de fortifications à la ville de Lavalette. C'était primitivement une habitation particulière, dans laquelle les malades ont été agglomérés sans distinction aucune de leur genre de folie, et qui, du reste, ne se prête à aucune classification régulière. Les épileptiques eux-mêmes n'y ont point de local séparé.

Le bâtiment se compose de deux étages. Le rez-de-chaussée est occupé par les hommes. Les femmes occupent le premier étage. Les uns et les autres ont la jouissance d'un jardin de fort peu d'étendue.

Les aliénés furieux (c'est-à-dire les malades agités, turbulents) sont relégués dans un bâtiment attenant à l'hospice de la Vieillesse (hommes et femmes). Encore ici, nul classement, nulle distinction parmi les malades. Les sexes seulement sont séparés. Les seules constructions, *ad hoc,* consistent en une quinzaine de loges étroites, fermées par des portes grillées en bois, s'ouvrant sur un corridor obscur, étroit, mal aéré.

Les malades sont reçus gratuitement dans les établissements

dont nous venons de parler. Cependant les familles peuvent fournir elles-mêmes à tous les besoins des malades auxquels elles s'intéressent, les vêtir, *leur apporter à manger*, etc. La direction relève de l'administration générale des hôpitaux. Dans chaque établissement, il y a un gardien ou chef résident, ayant sous ses ordres un nombre indéterminé de gens de service.

Le service médical repose en entier sur un médecin non-résident, qui est le plus souvent dans l'obligation d'exécuter ses propres prescriptions, attendu qu'aucun élève n'est attaché spécialement à sa personne.

Comme on le voit, l'île de Malte ne s'est encore guère ressentie des améliorations qui, partout ailleurs en Europe, ont été apportées à la situation physique et morale des aliénés. On y parque les fous ; on ne les traite pas, ou du moins le traitement qu'on leur fait subir est à peu près insignifiant. Comment l'Angleterre, qui a élevé dans son propre sein de magnifiques établissements consacrés au traitement des maladies mentales, néglige-t-elle à ce point l'une de ses plus belles possessions maritimes !

Voici quelques détails statistiques que nous devons à l'obligeance du docteur S. Axisa, homme de talent et de dévouement, que nous regrettons de voir si mal secondé dans le service dont il est chargé.

Il y avait dans les hospices de Malte, à l'époque où je les visitai (décembre 1836) en tout 122 malades, dont 60 hommes et 62 femmes.

Le nombre des entrées, par année, est de 30 à 40.

A l'exception de trois ou quatre, tous les malades étaient originaires de l'île. Leur âge était représenté ainsi qu'il suit : de vingt à trente ans, 57 malades ; de trente à quarante ans, 45 ; de quarante à soixante ans, 20.

Le tempérament nerveux-sanguin m'a paru prédominant. Parmi les causes physiques, la suppression des menstrues pour les femmes; pour les hommes, les maladies inflammatoires sont notées comme les plus fréquentes.

Les chagrins d'amour et l'exaltation des sentiments religieux tiennent le premier rang parmi les causes morales chez l'un et l'autre sexe.

J'ai compté 48 maniaques, 28 hommes et 20 femmes ; — 8 monomaniaques, 3 hommes et 5 femmes ; — 18 femmes et 22 hommes en démence ; — 7 idiots ; — 6 femmes hystériques ; — 8 hommes et 5 femmes épileptiques. J'ai examiné tous les malades avec le plus grand soin, je n'ai pas trouvé un seul paralytique (paralysie générale). Les guérisons s'élèvent à 26, 30, chaque année.

Des résultats statistiques qu'on vient de lire nous tirons les conséquences suivantes :

1° Relativement au nombre des aliénés mis en rapport avec la population totale de l'île (elle est de 90 à 100 mille habitants), aux causes physiques et morales qui développent la maladie dont ils sont atteints, aux formes symptomatologiques que cette maladie revêt le plus souvent, aux guérisons dont la *nature* a seule ici le secret (j'ai dit qu'à Malte les aliénés ne subissaient pas de traitements), etc..., Malte ne diffère point des diverses contrées de l'Europe.

2° On a dit, sans toutefois s'appuyer sur un grand nombre de preuves, faute de renseignements précis sur les contrées orientales, que le nombre des aliénés *paralytiques* (paralysie générale) diminuait au fur et à mesure qu'on s'avançait vers le midi. Nous en trouvons la preuve à Malte, où, sur 122 aliénés, il m'a été impossible de découvrir *un seul* paralytique.

3° Nulle part ailleurs on ne saurait trouver un exemple plus remarquable de l'influence des institutions sociales sur la production de la folie. Nous avons dit que, par son climat, par l'origine de ses habitants, Malte s'identifiait presque avec l'Orient. Par le nombre de ses aliénés, elle s'en sépare complétement et se place sur la même ligne que les pays d'Europe, dont elle partage les institutions religieuses, civiles et politiques. En Europe, la grande question de l'influence de la civilisation peut rester indécise tant qu'on ira, pour ainsi dire, chercher les pièces du procès dans des pays à peu près égaux au point de vue qui nous occupe. C'est à l'examen comparatif de ses deux termes extrêmes et fondamentaux qu'il faut en demander la solution. Malte réunit ces deux termes : le climat, le ciel d'Orient d'une part ; de l'autre les institutions sociales, le mécanisme politique et religieux, en un mot la civilisation de l'Europe. Le nombre de ses aliénés en dit assez sur l'influence de cette civilisation.

SMYRNE (ASIE-MINEURE).

A Smyrne, les aliénés, pauvres et riches, sont placés à l'hospice général, établissement appartenant à la nation grecque, et réservé *exclusivement* aux malades de cette nation. Ils sont soumis au même régime que les incurables, avec lesquels, hommes et femmes, ils sont pendant le jour en libre communication. Ils étaient au nombre de 35 (22 hommes et 13 femmes) lorsque je visitai l'hospice. La plupart étaient dans un état de démence plus ou moins avancé, deux maniaques agités, cinq ou six imbéciles ou idiots. Parmi les hommes se trouvait un individu qui, avec une paralysie presque complète des membres inférieurs, un embarras assez évident de la langue, pouvait faire croire à une véritable *paralysie générale,* d'autant que son délire était exclusivement ambitieux. C'était un ancien écrivain qui s'imaginait posséder les plus vastes connaissances en astronomie, en physique, en mathématiques, sciences dont il ignorait le premier mot, et pouvoir, à l'aide de la magie, opérer toute sorte de miracles. Hâtons-nous d'ajouter, cependant, que les symptômes étaient trop peu nombreux, trop peu précis pour que l'on fût assuré du diagnostic.

Les aliénés ne subissent aucun traitement, si ce n'est dans le cas où ils sont atteints de maladies accidentelles.

Un seul médecin, aidé d'un élève que lui-même a formé, est chargé du service général de l'hospice ; il ne reçoit aucune rétribution. Il n'y a point à Smyrne d'établissement spécial destiné aux aliénés de la nation turque.

A quelques lieues de Smyrne, dans la petite ville de Magnésie, il existe un établissement dans lequel se trouvent réunis près de 150 aliénés, qui y sont envoyés par les villes et villages de tous les points de la côte asiatique. On se contente de pourvoir à leur existence, sans les soumettre à aucune espèce de traitement. C'est tout simplement une maison de réclusion à l'usage des aliénés, des idiots, des épileptiques, et généralement de tous les individus que le dérangement de leurs facultés morales force à séquestrer de la société. Je tiens ces détails du docteur Masganaz, médecin en chef de l'hospice de Smyrne. Je n'ai pu visiter moi-même l'établissement.

La population de Smyrne s'élève à 100,000 âmes, dont 60,000 Turcs, 10,000 Arméniens, Juifs et Francs ; les Grecs y sont au nombre de 30,000. C'est donc un aliéné sur mille individus de cette dernière nation. La proportion est la même qu'en Europe. Je ne puis rien dire relativement aux deux cents aliénés renfermés dans l'établissement de Magnésie. Il m'a été impossible de fixer l'étendue de pays d'où proviennent ces malades. Cependant, à en juger approximativement, tout porte à croire que leur nombre offre des rapports proportionnels analogues. Au point de vue de la civilisation, en dehors toutefois de l'ordre politique, les Grecs de l'Asie Mineure, comme ceux du reste de l'empire turc, peuvent être à beaucoup d'égards assimilés aux Européens. Ce que nous avons dit de Malte trouve ici son application. Les mêmes causes donnent les mêmes résultats. Sous le ciel de l'Asie Mineure, comme sous le ciel de Malte, chez des populations d'origine grecque et d'origine africaine, les mêmes conditions sociales exercent sur les facultés morales de ces populations une influence à peu près semblable.

LE CAIRE (ÉGYPTE).

En de notre ère, le sultan Qalaoun fonda le *Moristan* (hospice général), dont une portion fut réservée aux aliénés des deux sexes. Comme tous les établissements de bienfaisance, le Moristan est dans la dépendance d'une mosquée, de celle dite du sultan Qalaoun, l'une des plus riches à l'intérieur qu'il y ait au Caire.

Son fondateur pourvut à son entretien en lui assignant le revenu d'immenses propriétés situées dans les environs du Caire. Il est administré par des délégués du corps des ulémas. La direction médicale en est confiée à un médecin principal, à un chirurgien et à un oculiste, dont la charge et les fonctions se transmettent de père en fils.

Le local destiné aux aliénés (hommes), dont nous donnons ici le plan, consiste en quatre rangées de loges ou cellules, dont les fenêtres s'ouvrent sur une cour, au centre de laquelle se trouve un bassin plein d'eau, de 12 à 15 pieds de long, sur 6 à 8 de large environ. Derrière les loges règne un corridor étroit et obscur, sur lequel s'ouvre la porte de chaque cellule. Ces cellules, où la lumière du jour ne pénètre presque pas, sont voûtées et peuvent avoir 8 à 10 pieds de longueur, 5 à 6 de large, autant de hauteur. Le plancher est élevé à 2 pieds environ du sol, précisément au niveau de la croisée. Dans un coin de la loge, on a pratiqué, sur le plancher même, un trou qui sert de latrines au malade, ce qui explique l'horrible puanteur dont on est frappé quand on s'approche de ces tristes réduits. Une natte de jonc et une cruche d'eau en composent tout le mobilier. Elles sont au nombre de dix-sept; quatre d'entre elles peuvent contenir deux malades. Tous les aliénés indistinctement, quel que soit leur genre de folie, la situation de leur esprit, leur état de calme ou d'agitation, ont au cou une énorme chaîne dont l'extrémité est scellée dans la muraille, en dehors de la loge. On dirait autant de bêtes féroces enchaînées dans leur cage. La chaîne est tellement pesante qu'elle force les malades les plus robustes à se tenir constamment assis, la tête et le tronc penchés en avant. Leur nourriture se compose principalement de riz à l'eau, d'une soupe aux lentilles, de viande une fois par semaine.

Je comptai 21 malades. Autant que j'aie pu m'en assurer par mon drogman, le délire de la plupart roulerait sur des sujets religieux ou érotiques. Le gardien en chef, vieillard octogénaire, qui était depuis plus de cinquante ans dans l'hospice, n'a été témoin que d'un seul suicide. Un jeune homme, atteint de mélancolie, fut trouvé pendu aux barreaux de sa cellule.

On amène fréquemment dans l'hospice, m'a dit ce même gardien, des individus atteints d'une espèce de folie causée par le *Datura stramonium* (1). Ce genre de folie est facile à reconnaître. On fait prendre au nouveau venu une tasse de lait chaud, dans laquelle on a mis deux onces environ de sel de cuisine. Vingt-quatre heures après, il est rare que tous les accidents n'aient pas disparu (toujours au dire du vieux gardien), et que le malade ne soit pas en état de retourner chez lui.

Le plus grand nombre des malades provient des villages qui environnent le Caire; très peu de la ville même. Quand on s'avise de les traiter, c'est aux purgatifs salins que l'on a généralement recours. La tradition et l'expérience ont appris que ce moyen, envisagé par les Arabes sous un point de vue purement empirique, réussissait fréquemment. Pendant l'été, on fait baigner les malades dans le bassin qui est au milieu de la cour.

Un local, en tout semblable à celui que nous avons décrit

(1) La pomme épineuse (D. stram.) croît en abondance dans les environs du Caire. Pour se venger de leurs ennemis, les *Fellahs*, ou paysans arabes, mêlent les feuilles de cette plante à celles d'autres plantes dont ils font leur nourriture habituelle.

plus haut, est réservé aux femmes aliénées. La direction est la même. Je n'ai pu obtenir la permission de les visiter. On m'apprit qu'elles étaient au nombre de sept.

CONSTANTINOPLE.

Il y a plusieurs établissements d'aliénés à Constantinople. Un seul mérite notre attention ; c'est celui qui est réservé exclusivement aux musulmans. Les autres ne sont que des maisons particulières, dans lesquelles on enferme les aliénés appartenant, par leur origine, aux Grecs, aux Arméniens, aux Francs qui habitent Constantinople.

Le premier, qui fait partie de l'hospice général, est situé dans la partie de Constantinople appelée *Stamboul*. Il a été fondé, il y a trois cents ans, par un sultan du nom de Mahmoud, dont on voit le tombeau, non loin de là, adossé à une mosquée.

Le trésor impérial supporte les frais de cet établissement, qui est placé sous la direction du médecin particulier du Grand-Seigneur. Tous les malades qui se présentent sont admis sans distinction de rang ou de fortune. Nulle mesure de simple police n'en régularise l'entrée ou la sortie. Ils reçoivent de temps à autre seulement, et souvent à plusieurs mois d'intervalle, la visite du médecin. Un gardien en chef, secondé par quelques hommes de service, pourvoit à tous leurs besoins. L'usage est de saigner ou de purger la plupart des malades dans les premiers jours de leur arrivée. Il y a place dans l'établissement pour 100 ou 120 malades. Il n'y en avait que 23 lorsque je le visitai ; parmi eux 5 *ulémas* ou prêtres musulmans.

Autant que je pus en juger par leurs réponses que me traduisait mon drogman, par leur attitude, l'aspect de leur physionomie, etc., plus de la moitié, comprenant ceux qui avaient fait un plus long séjour dans l'hospice, était dans un état prononcé de démence. Deux m'ont paru franchement monomaniaques. L'on m'en fit remarquer deux autres qui présentement étaient fort calmes, mais que l'on m'a dit être parfois excessivement agités et furieux. Trois semblaient être sous l'influence d'une simple excitation maniaque. Chez aucun d'eux je n'ai trouvé trace de paralysie, soit partielle, soit *générale.*

Au dire des deux plus anciens gardiens que j'interrogeai avec soin, les idées religieuses sont dominantes dans le délire de la plupart des malades. Il n'y a jamais eu de suicide dans l'établissement. Il y a quelques années, un aliéné assomma un gardien. Peu avant d'entrer à l'hospice, il avait coupé la gorge à sa femme. Il m'a été impossible d'obtenir les moindres renseignements sur les causes probables de la maladie.

La disposition architecturale de l'établissement est des plus simples, et, chose digne de remarque! presqu'en tout conforme à celle que conseille M. Esquirol dans la construction des asiles. Ce sont trois galeries d'égale dimension, enfermant sur ses trois côtés une cour carrée, au milieu de laquelle est un jet d'eau ombragé par de hauts platanes. Il y a deux cours semblables, divisées par une muraille avec porte de communication. Ces galeries, dont le toit tout ondulé de coupoles est supporté par des colonnes élancées, ces larges arcades toutes festonnées d'arabesques qui les séparent, ces arbres, cette eau jaillissante, ont un cachet vraiment oriental. Il y a là comme un beau souvenir de l'antique civilisation islamique. Malheureusement, ce souvenir fait place à une impression pénible quand on pénètre dans les chambres occupées par les malades, car alors on peut se croire dans une véritable ménagerie d'hommes. Ces malheureux, au nombre de 4 dans chaque chambre, y sont attachés à côté l'un de l'autre par une énorme chaîne de 5 ou 6 pieds de longueur, fixée par une extrémité au plancher de la chambre, près du matelas sur lequel ils sont accroupis; de l'autre, à un lourd collier de fer qui entoure leur cou. A moins de guérison, qu'ils soient calmes ou agités, ils restent ainsi enchaînés jusqu'à ce que la mort vienne mettre un terme à leurs souffrances. A certains jours de la semaine, les portes de l'établissement sont ouvertes au public, qui s'introduit jusque dans les chambres des malades. J'ai compté dans une de ces chambres 12 ou 15 personnes, des hommes, des femmes et même des enfants. Les extravagances que débitait gravement un des aliénés, c'était un uléma, paraissaient les intéresser vivement.

Tout à côté de l'hospice sont des galeries semblables à celles que nous venons de décrire, destinées exclusivement aux femmes aliénées. Il m'a été impossible d'obtenir la permission de les visiter. On m'a dit qu'il y avait 15 ou 18 malades, sur l'état mental desquelles je n'ai pu avoir aucun renseignement.

Les Arméniens catholiques possèdent, dans le quartier de Constantinople appelé *Galata-Sérail*, une espèce d'infirmerie, dans laquelle je trouvai 8 aliénés (5 hommes et 3 femmes). Trois étaient dans un état de manie calme, deux avaient un délire partiel; les trois autres étaient en démence. On ne leur fait aucun traitement.

Les Arméniens de la religion grecque ont un établissement semblable à *Stamboul*.

Les détails que je viens de donner sur les établissements consacrés aux aliénés, en Egypte et en Turquie, ne nous offrent pas assurément un tableau fidèle de ce qui existe réellement dans ces contrées. Ce n'est qu'approximativement que nous pourrons, d'après eux, tenter de résoudre les questions relatives au nombre des aliénés en Orient, et aux causes les plus fréquentes de l'aliénation mentale.

L'ignorance, les préjugés de toute sorte, le défaut de police régulière et de surveillance de la part de l'administration, je ne parle pas de l'état de la science qui s'occupe des affections morales, cette science n'existe pas, mille causes variées s'opposent à la séquestration des aliénés.

On sait que depuis que l'on s'occupe du sort des aliénés en France, en Angleterre, et généralement dans toute l'Europe, le nombre de ces malades semble s'accroître de jour en jour. A fur et mesure qu'ils se construisent, les *asiles* se remplissent.

Il y a quinze ou vingt ans, la France ne possédait qu'un très petit nombre d'établissements; aujourd'hui on sent le besoin, la nécessité d'en élever dans presque tous les départements.

L'examen comparatif du rapport numérique des aliénés aux populations de l'Asie, de l'Egypte, et aux populations de l'Europe, ne saurait donc être exact qu'autant que, dans cette dernière partie du monde, on reprendrait les choses où elles en étaient il y a cinquante à soixante ans, ou plutôt aux temps d'ignorance et de barbarie du XIIe siècle; car, en 1842, l'Orient, au point de vue des sciences médicales, comme de toutes les autres en général, n'est guère plus avancé que ne l'était l'Europe au moyen-âge.

Les Arabes, les Turcs ne songent à renfermer qu'une espèce d'aliénés, ceux que leurs idées fixes, leur turbulence, rendent dangereux ou insupportables : Aussi ai-je remarqué que presque tous ceux que l'on rencontre dans les hospices étaient ou avaient été en proie à un délire qui les avait rendus la terreur des personnes au milieu desquelles ils vivaient.

Comme cela a dû être à toutes les époques, et dans tous les lieux où la philanthropie, précédée de la science, n'a pas encore pénétré, on agit envers les aliénés comme envers les individus à penchants pervers, anti-sociaux. On les tolère tant qu'ils ne sont pas nuisibles; on est longtemps indulgent pour leurs extravagances; puis, enfin, vient le moment où, dans un intérêt de défense personnelle, il faut songer à les écarter, à *s'en défaire.* Et alors on les plonge dans des cachots, on les charge de chaînes, passant ainsi d'une indulgence imprévoyante à des excès de répression inspirés par une crainte exagérée.

Chez les peuples d'Orient, la folie est généralement regardée comme un *mal sacré* (*morbus sacer*). Elle est envoyée aux humains par la divinité, ou par quelque bon ou mauvais génie. Tant qu'un aliéné est inoffensif, les musulmans le vénèrent et le choisissent comme un favori d'Allah; s'il est furieux, c'est un mauvais génie qui l'agite et le possède ; ils le respectent encore, mais ils songent à se mettre à l'abri de ses fureurs.

Les idiots, les imbéciles et les déments ont la plus large part dans leur vénération et leurs hommages respectueux, dont l'intensité est, comme on le voit, en raison directe de la dégradation qui pèse sur l'intelligence d'un individu.

Cependant, tout en étant convaincu qu'en Orient un grand nombre d'aliénés restent au sein de leurs familles et demeurent par conséquent inconnus ; que la science, si elle venait à s'introduire dans ces contrées, ne manquerait pas d'en découvrir en mille endroits où on n'en soupçonne pas même l'existence, je regarde comme vraie l'opinion d'après laquelle on admet généralement que leur nombre proportionnel est beaucoup moins grand qu'en Europe.

Cette opinion, du reste, nous verrons bientôt que l'examen des conditions physiques et morales dans lesquelles se trouvent les Orientaux suffirait pour la faire admettre *à priori*.

Arrêtons-nous d'abord aux faits ; cherchons les aliénés en dehors des établissements dont nous avons parlé.

Le Caire est la seule ville d'Egypte (la population de l'Egypte peut être évaluée à 4,000,000 d'habitants environ) qui possède un hôpital pour les fous.

A Alexandrie, où l'on ne compte pas moins, *intra* et *extra muros*, de 80 à 90,000 habitants, qui renferme plusieurs hôpitaux pour les maladies ordinaires, on n'a pas même songé à réserver une seule salle pour les aliénés. J'ai trouvé dans l'hôpital de la marine deux *imbéciles* et trois nostalgiques, dont un avait, disait-on, éprouvé à plusieurs reprises des accès d'agitation. Le docteur Greyson, chirurgien en chef, qui était en Egypte depuis près de dix ans, m'assura n'avoir encore observé qu'un seul cas d'aliénation. Un Arabe déjà âgé avait, dès son entrée à l'hôpital, offert les symptômes d'une lypémanie suicide. Il finit par se couper la gorge. Il n'a observé aucune de ces affections convulsives dont personne n'ignore les rapports de causalité avec les maladies de l'intelligence. Il n'a vu qu'un seul individu atteint de convulsions d'un caractère suspect. Selon lui, les maladies du cerveau (congestions, apoplexies, etc., etc.) sont excessivement rares.

Le docteur Hadgi, médecin polonais ; Achim-Bachi (médecin en chef), du 2e régiment de la garde, depuis sept ans qu'il était au service de Méhémet-Ali, m'a dit qu'il n'avait eu à traiter que deux aliénés. L'un d'eux, jeune soldat syrien de vingt-cinq à vingt-huit ans, était atteint de *manie* intermittente. Il fut soumis à un traitement antiphlogistique énergique, et guérit parfaitement après sept mois de maladie. — Le deuxième était un autre Syrien âgé de quatorze ans, tambour au 2e régiment de la garde. Comme le premier, il était atteint de manie intermittente. Pendant ses accès, quand il venait à tromper la surveillance dont on l'entourait, il courait vers les latrines, se barbouillait d'ordures, en mangeait, et invitait ses camarades à en faire autant. Des saignées, des dérivatifs sur le canal intestinal, combattirent la maladie avec succès. — Le docteur H*** a également rencontré deux soldats syriens nostalgiques. L'un d'eux tomba rapidement dans le marasme et mourut. Il était père de famille. Nulle consolation ne put relever ses espérances. Il est vrai que la seule dont il fît cas, celle de retourner parmi les siens, lui était impitoyablement refusée.

On rencontre assez fréquemment, dans les villes et dans les villages, errant çà et là, vivant d'aumônes, des *imbéciles* ou des individus en état de *démence,* toujours accueillis avec une pieuse gratitude par les crédules musulmans.

J'ai vu plusieurs fois, dans les rues du Caire, un individu de quarante-cinq à cinquante ans, couvert de haillons, la tête nue (ce qui est essentiellement contraire aux habitudes des Egyptiens), dont la physionomie et généralement tout l'extérieur trahissait une profonde *démence.* Il avait les yeux fermés ; ses lèvres, épaisses et renversées, étaient humectées d'une salive abondante. Cet homme était monté sur un âne, que conduisait un jeune Arabe, et tenait à la main une espèce d'amulette ou talisman, qu'il donnait machinalement à baiser aux fidèles, qui payaient cette faveur d'une pièce de monnaie.

A Minkiè, village de la basse Thébaïde, je reçus à bord de *la Cange*, sur laquelle je remontais le Nil, la visite de deux individus que l'on me dit être les serviteurs de deux *santons* qui résidaient dans la ville. Il était facile, de prime abord, de reconnaître en eux deux *imbéciles* de l'espèce de ceux dont les facultés morales se sont assez développées pour que l'on puisse encore en tirer quelques services. L'un d'eux, de dix-huit à vingt ans, parlait et s'agitait sans cesse ; il bavait affreusement. D'une timidité extrême, il semblait ne nous regarder qu'avec terreur et se tenait constamment loin de nous. L'autre, plus âgé et moins timide, avait le crâne d'un véritable hydrocéphale. Ses jambes, longues et grêles, le soutenaient à peine. Il ressemblait à un homme ivre, balbutiant des paroles incohérentes et toujours les mêmes. Je lui donnai quelque argent, ce qui parut le rendre fort heureux, car il se mit à rire aux éclats ; puis, changeant brusquement d'attitude et de contenance, étendant les bras, levant les yeux au ciel d'un air inspiré, il s'écria avec force : Allah ! Mohammed ! Allah !

Plus loin, dans la ville de Siout, je rencontrai un individu qui pouvait faire le digne pendant de celui du Caire. Il était dans un état *complet* de nudité. Des cheveux noirs, épais, tout souillés de boue, tombaient en désordre sur ses épaules. Sa barbe, d'une longueur démesurée, était toute ruisselante de salive, et ne laissait voir qu'une partie de ses traits amaigris et contractés par la souffrance. Sa jambe gauche, rongée par un ulcère, était à demi fléchie et semblait paralysée. Il se traînait péniblement, soutenu par deux serviteurs, dont la bonne mine, le costume assez soigné, contrastaient singulièrement avec la face cadavéreuse et la hideuse nudité de leur maître. Il parlait seul, à haute voix, et avec une extrême volubilité. M'étant informé de ce qu'il disait : « Lui seul le sait, me répondit naïvement mon drogman, car il parle une langue inconnue, la langue sans doute que les élus d'Allah parlent dans le ciel. »

Les fous vagabonds, de l'espèce de celui dont je viens de parler, se font, en général, remarquer par une brutale salacité à laquelle, du reste, les préjugés religieux leur permettent de se livrer tout à leur aise. Les occasions ne leur manquent pas; car les femmes auxquelles ils s'adressent, loin de fuir leur approche, reçoivent, tout au contraire, leurs sales caresses comme une faveur du ciel, et s'y prêtent, sans pudeur et avec une pieuse effronterie, partout où la rencontre a lieu, au milieu des carrefours et sous les yeux de tout le monde.

Lors de mon passage à Baïrout (en octobre 1837), deux santons, homme et femme, j'allais dire mâle et femelle, avaient, en quelque sorte, le monopole des hommages et de la vénération des vrais croyants. Le hasard les fit, un jour, se rencontrer dans un bazar. Leurs désirs lubriques s'allumèrent à la vue l'un de l'autre ; et sur les lieux mêmes, sous les yeux d'une foule de curieux, hommes, femmes et enfants qui firent cercle autour d'eux, ils se livrèrent aux obscénités les plus dégoûtantes, et consommèrent l'acte, à la grande satisfaction des assistants, qui se retirèrent avec le consolant espoir qu'un nouveau saint venait d'être engendré.

Ainsi donc, en dehors des hospices, ce sont principalement des *imbéciles* et des individus en *démence* que l'on rencontre au sein des populations. Ils sont en petit nombre, car ceux que j'ai cités sont les seuls que j'aie pu découvrir en parcourant l'Égypte d'une extrémité à l'autre, d'Alexandrie à Soanne, et même en Nubie jusqu'à Oadi-Elfa, par-delà la seconde cataracte. Sans doute, quelque activité que j'aie mise dans mes recherches, je n'ai pas toujours été bien renseigné, et tout porte à croire que beaucoup de *santons* sont de véritables aliénés. Quoi qu'il en soit, on ne saurait révoquer en doute que, dans

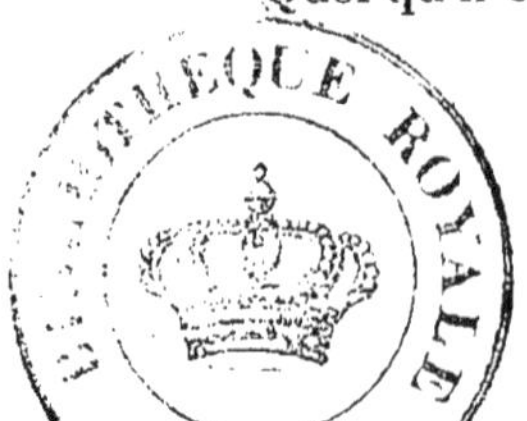

ces contrées, les fous ne soient infiniment moins nombreux qu'en Europe.

Quelle peut être la cause de cette différence ?

C'est en étudiant le climat, l'organisation physique et morale, en d'autres termes, la constitution, les institutions politiques et religieuses des Orientaux, que nous la découvrirons.

L'influence du climat comme cause des maladies mentales est peu connue. L'étude, au reste, que l'on voudrait en faire, offrira toujours des difficultés insurmontables; car, pour l'apprécier convenablement, il faudrait pouvoir faire la part rigoureuse du climat et des institutions sociales, ce qui ne serait possible qu'autant que les recherches porteraient sur un laps de temps qui embrasserait des phases diverses de civilisation, deux périodes extrêmes apportant l'une et l'autre leurs résultats statistiques relatifs au nombre des aliénés.

Cependant, rien n'empêche de croire que les désordres cérébraux, dans le cas dont il s'agit, ne font point exception aux autres maladies, dont la fréquence est généralement en raison des variations atmosphériques que présente tel ou tel climat. Les affections essentiellement nerveuses, telles que la folie, moins qu'aucune autre, ne sauraient se soustraire à l'influence que nous signalons. Personne n'ignore le rôle que jouent les changements de saison dans l'histoire de l'aliénation mentale; que c'est, principalement, à l'époque de ces changements que les troubles nerveux éclatent, se modifient en bien ou en mal, s'exaspèrent ou guérissent. Nous croyons pouvoir établir en thèse générale que le système nerveux n'est puissamment excité que par des causes de nature et d'intensité variables. Sous l'action d'une cause toujours la même, il cesse de répondre aux excitations, devient insensible et finit par tomber dans une sorte d'engourdissement dont il ne sortira que sous l'impression d'une cause nouvelle.

En Orient, en Égypte, principalement, le climat subit peu de vicissitudes; de là son peu d'action sur le système nerveux.

En outre, la température y est très élevée, comparativement du moins à ce qu'elle est en Europe ; de là une sorte d'engourdissement habituel des fonctions du système nerveux, une demi-hébétude des facultés intellectuelles, la torpeur des puissances actives de l'être moral, *nervorum impotentiam*, *mentis torporem* (Hipp.), l'apathie physique et morale qui est au fond du caractère de tous les Orientaux.

La nature du climat des régions orientales nous donne la clef de la constitution morale, des habitudes, des mœurs, des institutions politiques et religieuses de ceux qui les habitent.

On a trop de tendance à l'oublier aujourd'hui, c'est à la nature physique qu'il faut demander compte du moral. La cause immédiate des fonctions d'un organe, il ne faut pas la chercher ailleurs que dans cet organe même. Mais, en dehors des organes, il faut tenir compte aussi des causes générales qui les vivifient, du milieu physique, universel, qui les enveloppe, les pénètre, au sein duquel ils se développent, *in quo vivimus, movemur et sumus.*

Les mœurs, les habitudes, les institutions d'un peuple, n'est-ce pas ce même peuple se développant, en vertu de sa force native, de son organisation spéciale, des qualités physico-psychiques dont la nature l'a doué ?

Le dogme du fatalisme, l'esclavage, la soumission à la volonté absolue d'un seul, c'est-à-dire l'abnégation de toute dignité morale en matière de religion et en politique (le grand fait psychologique de l'Orient !) ne pouvaient prendre racine que dans la nature apathique et insouciante des Orientaux, dans leurs penchants à la mollesse, dans l'aversion insurmontable qu'ils éprouvent pour toute fatigue du corps ou de l'esprit, dans leur violent amour du *kief*, pour me servir d'un mot consacré parmi eux, et qui exprime une situation d'esprit dans laquelle on est disposé à jouir de tout ce que le présent offre de bon et d'agréable sans tenir compte de ce qu'il pourrait avoir de pénible.

De même, la liberté religieuse et politique, le dogme le plus profondément empreint du sentiment de la dignité humaine, le dogme qui résume tout, en lui seul, et qui est l'expression la plus complète de tout perfectionnement social, le grand dogme, enfin, de l'*égalité*, était, de toute éternité, en germe dans la nature active, remuante, plus intellectuelle que physique, rêveuse, utopiste de l'homme d'Occident.

L'Orient était la patrie naturelle de l'islamisme, comme l'Occident du christianisme.

La folie étant un désordre des fonctions cérébrales, plus les causes d'excitation seront nombreuses et variées, plus ces fonctions seront exposées à être jetées en dehors de l'état normal. Autant ces causes sont fréquentes en Europe, autant elles sont rares en Orient.

Il y a, dans la nature humaine, un dualisme dont les deux termes partagent, en quelque sorte, le globe en deux parties, l'Orient et l'Occident.

A l'Orient, la vie matérielle, le culte de la matière sous toutes les formes, les jouissances physiques, l'amour du bien présent; à l'Occident, tout ce qui favorise l'activité de l'intelligence, les jouissances de l'esprit, la satisfaction de l'amour-propre, l'ambition, le désir de la gloire et de la réputation.

L'homme d'Occident, tout spiritualisé par la doctrine du Christ, préfère les avantages de l'intelligence, les cultive avec ardeur, parce qu'il y trouve les jouissances les plus intimes, s'efforce même d'idéaliser ses jouissances matérielles, et, si je puis m'exprimer ainsi, *platonise*, avec saint Augustin, Pétrarque, J.-J. Rousseau, ses désirs charnels; en un mot, vit plus par l'esprit que par le corps. Fort de son libre arbitre, confiant dans son génie, il veut, à force de calculs, de combinaisons, scruter l'avenir, prévoir et dominer les événements, tient sans cesse sa raison en éveil, comme une sentinelle avancée chargée de veiller sur lui, et suivant les conseils du maître, *demande afin qu'il lui soit donné, frappe afin qu'il lui soit ouvert.* Cependant, son intelligence, qu'il ne cesse de harceler, exposée à de cruels mécomptes, souvent vaincue par les événements, trompée dans ses prévisions, succombe à la tâche, s'égare et tombe dans l'aberration.

L'homme d'Orient, au contraire, préfère les jouissances simples et faciles dont la nature est toujours prodigue, surtout dans les contrées méridionales. Il dédaigne celles que procure le travail, et ne veut rien demander aux arts et à l'industrie. Ce que Dieu a mis sous sa main lui suffit. Il est idolâtre de la beauté matérielle, dans toutes ses manifestations. Le repos du corps et de l'esprit est son premier besoin. Il ne chérit rien tant que son divan et sa pipe, « *Sublime in hookahs, glorious in a pipe !* » comme s'exprime Byron. Pénétré de son impuissance en face des lois qui président aux phénomènes de la nature, abîmant sa spontanéité dans la toute-puissance de Dieu, anéantissant en elle sa volonté, sa raison, il ne songe point à lutter contre la destinée; il accepte avec résignation les événements qu'il n'a pas voulu prévoir. En toute circonstance, il rend hommage à la toute-puissance et à la justice infaillible de Dieu. *Allah kérim !* et *Bakaloum !* telle est sa devise.

Ainsi prémunie contre l'adversité, à l'abri des émotions imprévues, l'âme du musulman, si peu ambitieuse, d'ailleurs, si peu tourmentée, serait difficilement emportée en dehors des limites de son état normal.

Le régime politique auquel sont soumis les peuples de l'Orient oppose également une puissante barrière au développement des aberrations mentales. On sait combien, en Europe, l'homme est tourmenté par le désir de s'élever, de se créer, comme on dit, une position. La soif des distinctions ne l'aiguillonne pas moins que celle des richesses. Il veut monter, monter toujours. Ce mouvement ascensionnel de bas en haut remue presque également toutes les classes, toutes les professions, tous les rangs de la hiérarchie sociale. Rien de semblable ne s'observe en Orient, où chacun, tout au présent, peu soucieux de l'avenir, se trouve bien à sa place, se tient dans les limites que le hasard de la naissance a tracées autour de lui et que sa religion lui a appris à regarder comme sacrées.

Ici se présente une question d'une haute importance sous le rapport de l'étiologie des maladies mentales. La civilisation, comme on l'a dit généralement, est-elle favorable au développement de la folie ? Si l'on s'en tient à l'acception vulgaire du mot, cela est vrai, au point de vue du fait pur et simple ; au point de vue théorique, la question pourrait être résolue, *à priori*, par l'affirmative. On dit d'un peuple qu'il est d'autant plus civilisé que les arts, les sciences, l'industrie, etc., ont été élevés, chez lui, à un plus haut degré de développement. Or, les sciences, les arts, l'industrie, supposent une activité cérébrale (régulière ou irrégulière, il n'importe, la question n'est pas là) d'autant plus énergique et générale, que ceux qui les cultivent s'approchent davantage de la perfection (1). N'est-ce pas la source la plus féconde des désordres nerveux ? Les causes

(1) Le mot civilisation n'est jamais pris dans un sens absolu, et n'exprime réellement que l'état social *actuel* d'un peuple, le degré où il est parvenu de l'échelle de perfectionnement de la condition morale, intellectuelle, sensible, où, comme dans l'échelle symbolique de Jacob, l'humanité monte, s'élève, depuis qu'elle a commencé d'être. Cet état est favorable au développement des affections nerveuses, parce que c'est un état d'agitation, de déplacement continuel, de lutte incessante, entre ce qui s'en va et ce qui arrive, entre le passé et l'avenir, lutte à laquelle tous les membres du corps social prennent une part plus ou moins active, chacun dans sa sphère..... Mais cet état est essentiellement *transitoire* et n'est point la civilisation, ce mot pris dans son sens absolu.

Arrivée au but providentiel vers lequel elle marche, à travers les siècles, les révolutions religieuses et politiques, et dont trois grandes époques ont, pour ainsi dire, jalonné la route, l'avénement du christianisme, la réforme et la révolution française, l'humanité doit y trouver le calme et le repos auquel elle aspire, parce que chacun de ses membres étant imbu de plus de science et de plus d'amour, les différences de lumières, de richesses, qui sont le fait des imperfections de l'état social actuel, et non de la civilisation elle-même, auront diminué

occasionnelles de la folie sont plus souvent morales que physiques. Tous les médecins phrénopathes sont d'accord sur ce point étiologique, dont l'un des plus distingués d'entre eux, le docteur F. Voisin, a fait l'objet d'un travail aussi profondément pensé qu'admirablement écrit. Ce que nous avons dit des mœurs, des habitudes religieuses et politiques des Orientaux, confirme cette vérité ; car la civilisation en Orient ne diffère pas seulement, par sa nature, de celle d'Occident, elle est aussi moins étendue, moins large, et n'exprime pas une activité aussi complète de toutes les facultés de la tête humaine.

En Égypte, dans l'espace de quelques centaines de lieues, on trouve la démonstration de ce que peuvent les institutions sociales pour la production des dérangements de l'intelligence. En effet, si l'on remonte le Nil, à fur et à mesure que l'on s'éloigne du Caire, la ville du Delta, où la civilisation est le moins arriérée, la nature devient agreste, déserte, monotone, les monts s'exaspèrent ; des plaines désertes, souvent incultes, des tentes, des bestiaux remplacent successivement les champs

---

assez (elles ne sauraient jamais disparaître complétement) pour ne laisser subsister dans le corps social qu'une agitation modérée et utile aux intérêts de tous.

Aux deux extrémités de l'état social, l'homme est presque également à l'abri des maladies qui dégradent ou tuent les plus nobles de ses facultés. Dans l'état sauvage, chez des populations dont la vie toute matérielle est absorbée par la satisfaction des seuls besoins physiques, la folie est inconnue. Dans l'état de civilisation complète, à l'autre extrémité de l'état social, le développement absolu des facultés morales, l'activité normale et pondérée de chacune d'elles préserve ces mêmes facultés de toute aberration. C'est entre ces deux points extrêmes que se montre l'aliénation mentale, au sein du trouble, de l'agitation qui, comme nous le disions tout-à-l'heure, est le résultat nécessaire des tendances de l'humanité, agitation arrivée, présentement, à son maximum d'intensité, et qui ne saurait plus que décroître à fur et mesure que la grande famille humaine approchera de son but providentiel, le bonheur de tous ses membres.

cultivés et fertiles, les habitations, les bazars..... Avec le sol, l'homme qui l'habite s'abrutit, son intelligence se rétrécit, se réduit enfin à un minimum d'activité, absorbé tout entier par les besoins de la vie matérielle. Les aliénés deviennent de plus en plus rares parmi les populations. Je n'en ai pas rencontré un seul, pas même un idiot, dans toute la Nubie. Plusieurs de mes amis qui ont visité le Sennaar, le Kordofan, l'Abyssinie, ont trouvé, à peine çà et là, quelques *imbéciles.* Le docteur Aubert, qui, pendant trois années, a parcouru dans tous les sens l'Abyssinie, n'y a vu que deux *idiots.* Au reste, plusieurs voyageurs, entre autres le célèbre de Humboldt, ont fait la remarque qu'il ne se trouvait point d'aliénés chez les sauvages. Un des officiers les plus distingués de notre marine marchande, M. le capitaine Cousin, me disait, il y a peu de jours, que dans ses longues excursions sur la côte de Guinée, sur une surface de huit cents lieues, il n'avait rencontré qu'un seul individu que l'on pût regarder comme aliéné. C'était une espèce d'*imbécile* qui avait la singulière manie de vouloir faire peur à tout le monde. Si l'on feignait effectivement d'être effrayé par ses cris, il montrait une joie extrême, qu'il exprimait à sa manière, en gambadant sur le rivage, exactement comme un singe en bonne humeur.

Nous venons d'établir que le nombre des aliénés, dans les contrées orientales, bien que plus considérable qu'on ne l'avait dit et cru jusqu'à présent, bien que l'on doive le porter encore plus haut que ne l'indique son chiffre *officiel,* à cause de l'impossibilité où l'on est d'avoir sur ce point des renseignements précis, devait être néanmoins regardé comme beaucoup inférieur à celui des aliénés d'Europe. Le climat, quant à l'influence physique, *psycho-organique* prochaine, les institutions sociales, les habitudes, les mœurs, quant à l'influence morale, occasionnelle, nous ont donné l'explication de cette différence.

Il nous reste à rechercher quelles sont les causes les plus fréquentes de l'aliénation mentale en Orient.

Avant de nous livrer à cette investigation, nous aurions dû diviser en plusieurs groupes cette masse d'individus que nous avons désignés sous le nom générique d'Orientaux; car cette masse n'est point homogène; elle résulte de l'union, ou mieux de la juxtaposition de races essentiellement distinctes. Ces races, comme cela a lieu pour les différentes populations d'Europe, ne sont point intimement mélangées, identifiées les unes dans les autres; mais elles ont conservé une religion, des habitudes, des mœurs, un langage propres à chacune d'elles. On sent donc combien il est important d'examiner séparément ces différentes races, de distinguer, en Égypte, les Arabes, les Turcs, les Cophtes (ces derniers descendent de ce mélange d'anciens Égyptiens, de Persans et de Grecs subjugués par les Arabes), et parmi les Arabes eux-mêmes, 1° ceux qui viennent de l'Hedgias et du reste de l'Arabie, et qui, avec Hamrou, envahirent l'Égypte, an 640 de J.-C. (ce sont les *Fellahs* ou cultivateurs); 2° ceux venus de l'Occident et qu'on appelle *Mograbins* (c'est-à-dire hommes venus de l'Occident); 3° enfin les *Bédouins* (ou hommes du désert). En Turquie, les Turcs, les Grecs, les Arméniens; en Égypte et en Turquie, les Juifs et toute cette population d'Européens implantée en Orient, laquelle se compose de commerçants et principalement d'aventuriers de toute espèce, instructeurs, maîtres de langue, médecins, modistes, tous désignés sous le nom de *Francs* ou *Levantins*.

Malheureusement c'est là un travail auquel je n'ai pu me livrer. Ajoutons qu'il serait d'une difficulté à peu près insurmontable, même après un séjour de dix années en Orient, à cause de l'impossibilité où l'on est de se procurer les renseignements nécessaires.

L'exaltation des idées religieuses est la cause principale, on pourrait presque dire unique, de la folie chez les musulmans. Avec la vivacité d'imagination qui les caractérise, leur penchant à la contemplation et aux rêveries ascétiques, tout ce qui tient à la religion exerce sur leur esprit un empire absolu et peut devenir la source des idées les plus extravagantes. C'est dans l'Orient, en effet, que la superstition la plus aveugle, que les systèmes les plus absurdes, toutes les extravagances enfin de l'esprit humain ont trouvé le plus de prosélytes, tourné le plus de cervelles. C'est là que se trouvent encore les derviches *tourneurs* et *hurleurs*, qui croient honorer la divinité en prenant dans leurs mains des barres de fer rougi à blanc, en s'enfonçant un couteau dans les chairs, en se faisant fouler aux pieds d'un cheval, etc., etc.

La manière dont les musulmans accomplissent, dans certaines occasions, le devoir le plus important de leur religion, la prière, est éminemment propre à déterminer la folie. J'ai eu plusieurs fois occasion d'en être témoin.

Je demandai, un soir, aux matelots qui conduisaient la barque sur laquelle je remontais le Nil, de me faire entendre un chant en l'honneur du Prophète. Ils étaient au nombre de sept, y compris le Reïs ou capitaine. S'étant rapprochés les uns des autres, assis et les jambes croisées, ils commencèrent par redire, simplement, le refrain de l'hymne que récitait l'un d'entre eux. Insensiblement je vis leur tête s'agiter de droite et de gauche, d'avant en arrière. Ce mouvement devint de plus en plus rapide, et le reste du corps ne tarda pas à y prendre part. *Allah, là, là, là, lah!...* Cette invocation, d'abord prononcée d'une voix claire et ferme, dégénère bientôt en une espèce de grognement, de cris sourds et saccadés qui font mal à entendre. Enfin, après plus d'une demi-heure passée dans cette agitation de plus en plus violente, désordonnée, l'un d'eux, jeune homme de vingt-trois à vingt-cinq ans, plus exalté que ses compagnons, se frappe la tête contre les planches du bateau avec une telle force que je craignais qu'il ne finît par se la briser. Deux autres matelots se mettent en devoir de le contenir. Le fanatique se dresse alors brusquement sur ses jambes comme s'il eût été mû par un ressort; de légers mouvements convulsifs se manifestent, puis il tombe épuisé. Son visage est rouge et enflammé; les veines du cou, gonflées et bleuâtres, semblent près de se rompre; l'air hébété, la tête fortement penchée en arrière, il tient les yeux constamment tournés vers le ciel. Cet état a duré près de deux heures!... J'ai pris des informations sur cet homme. Il était doux, actif, point irritable. Il n'avait jamais eu de convulsions, ne se livrait à aucun excès.

Le lendemain, un enfant de douze à treize ans, parent du Reïs, prit part à la prière. En peu d'instants, son exaltation fut portée à un degré extraordinaire. On fut obligé de le contenir, de peur qu'il ne se jetât dans le Nil ou qu'il ne se brisât la tête contre la barque. Il s'agitait dans tous les sens, poussant des espèces de hurlements, et débitant, avec une volubilité extrême, des mots dont personne ne comprenait le sens, qui n'étaient ni des mots arabes, ni des mots turcs, et n'appartenaient, me disait mon drogman, à aucune langue connue. Au bout d'un quart d'heure environ, il finit par tomber comme inanimé au milieu de ses camarades, qui faisaient cercle autour de lui. Ces derniers ont pour cet enfant une sorte de vénération, et assurent qu'*il sera saint* un jour.

Lorsque le futur saint se fut un peu calmé, je lui demandai s'il pouvait me rendre compte de ce qui se passait en lui lorsqu'il priait avec tant de ferveur. « J'ai vu le ciel s'entr'ouvrir, me répondit-il, et j'ai entendu des paroles dont je n'ai plus souvenir. Puis j'ai vu un saint qui m'appelait à lui, et me tendait les bras. J'ai vu aussi une tête humaine qui planait au-dessus de moi, et me causait une grande frayeur. Je ne sais ce que cela veut dire : Dieu est grand! Allah! Allah!... »

Nous l'avons dit, de semblables exercices ne peuvent manquer d'avoir sur les facultés morales une fâcheuse influence. Ils doivent donner lieu à un raptus du sang vers le cerveau, dont l'effet immédiat est de produire la stupeur, les convulsions, en même temps que l'imagination exaltée outre mesure est jetée hors des gonds, et s'abandonne à un véritable délire maniaque momentané.

On comprend sans peine que la répétition de ces exercices amène tôt ou tard une sorte d'état chronique et de folie permanente. La désorganisation des facultés morales est rapide, et la *démence* ne se fait pas attendre. Nous avons dit plus haut que c'était effectivement l'état dans lequel j'avais trouvé bon nombre de *santons*, dont l'unique occupation est de chanter les louanges du Seigneur et de prier.

Parmi les causes déterminantes de la folie chez les Orientaux, nous devons admettre l'usage (mais l'usage immodéré) d'une certaine préparation végétale connue sous le nom de *hachich*. Dans le Mémoire que j'ai publié il y a deux ans sur le *Traitement des hallucinations par le Datura stramonium*, j'ai parlé avec quelques détails des effets physiologiques vraiment extraordinaires du *hachich*. J'ai signalé également la singulière disposition d'esprit qui paraissait, dans quelques cas, être la suite de l'usage prolongé de cette préparation, sorte d'état *mixte* de folie et de raison, de *simple prédisposition* aux hallucinations, qui n'a d'analogue dans aucun genre de vésanie connue.

Quant à ses effets pathologiques, le *hachich* ne fait point exception aux autres substances végétales dont l'action se porte spécialement sur le système nerveux. L'abus du hachich, en ébranlant fortement l'organe intellectuel, en exagérant son action, en exaltant la sensibilité générale au point de jeter l'individu qui est soumis à son influence dans un monde tout imaginaire, en transformant, en quelque sorte, ses perceptions, ses sensations et jusqu'à ses instincts, sans toutefois, chose remarquable! obscurcir jamais assez sa conscience, son *moi*, pour l'empêcher de juger et d'apprécier sainement la situation nouvelle dans laquelle il se trouve; l'abus du hachich, dis-je, peut à la longue amener des désordres d'autant plus graves qu'il ne semblerait briser les ressorts de la machine *psycho-cérébrale* qu'à force de la tendre. Un état de somnolence habituelle, d'hébétude, d'engourdissement des facultés morales, dans lequel disparaît la spontanéité des actes, la faculté de vouloir, de se

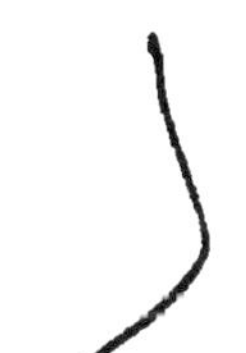

déterminer ; anomalies psychiques qui se traduisent au-dehors par une physionomie sans expression, des traits abattus, flasques et languissants, des yeux ternes, roulant incertains dans leurs orbites, ou bien d'une fixité automatique, des lèvres pendantes, des mouvements lents et sans énergie, etc. ; tels sont, en partie, les symptômes propres à l'usage *immodéré* du hachich. Nous avons eu occasion d'en voir plusieurs exemples.

Cependant, je me hâte d'ajouter, et je dois insister sur ce point, que l'abus seul, mais un très long abus, un abus d'un grand nombre d'années, peut amener les désordres que nous venons de signaler. Il ne faudrait donc pas, sur ce que je viens de dire, prendre du hachich une idée désavantageuse. En Égypte, il en est du *hachich* comme du vin et des boissons alcooliques en Europe. L'usage n'en est pas moins répandu. Presque tous les musulmans mangent du hachich, un très grand nombre en abusent d'une manière incroyable, et pourtant, *il est excessivement rare* de rencontrer des individus chez lesquels le hachich ait produit les désastreux effets dont nous parlions tout-à-l'heure. Pour ne rien dire de l'opium et des autres narcotiques, le vin, les liqueurs, sont mille fois plus redoutables, et cependant, ne serait-il pas absurde de les proscrire, de nous priver de leurs bienfaits, par la raison qu'en en abusant on court le risque de nuire à sa santé ? Nous ne pouvons qu'en dire autant et avec plus de raison mille fois du hachich, cette merveilleuse substance à laquelle les Orientaux doivent des jouissances *indicibles*, et dont, en effet, on tenterait vainement de donner une idée à quiconque ne les a pas éprouvées.

Divers auteurs ont attribué au *kamsin* (vent de S.-E.) de l'Égypte les mêmes effets qu'au *solano*, en Espagne, et au *sirocco*, en Italie. Ces vents, dit-on, rendent fou. Sans doute, nulle part cette assertion n'est fondée sur une observation rigoureuse, et je ne pourrais en citer aucun fait précis qui la justifiât, quant au kamsin. Cependant, tous les voyageurs ont parlé des terribles effets du kamsin. J'y ai moi-même été exposé plusieurs fois. Rien ne peut rendre l'impression pénible qu'il produit, l'espèce d'anxiété dans laquelle il jette, et qui rend si bien compte, selon moi, de la terreur et de l'effroi instinctifs que son arrivée inspire aux animaux du désert. Véritablement, c'est à en avoir des vertiges, ce serait, en effet, *à en perdre la tête*, si l'on restait longtemps soumis à son influence.

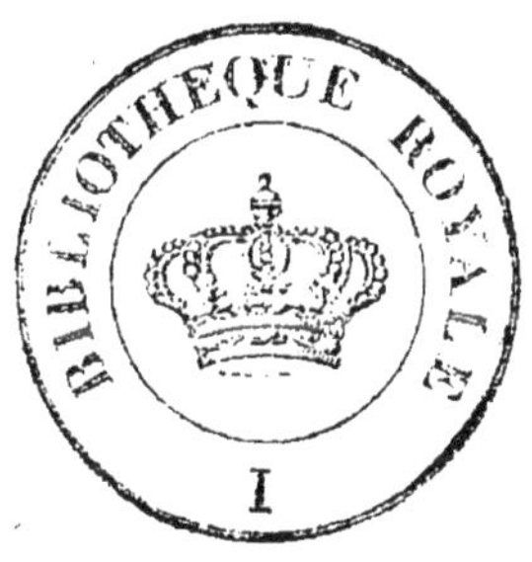

Paris. — Imprimerie de Bourgogne et Martinet, rue Jacob, 30.

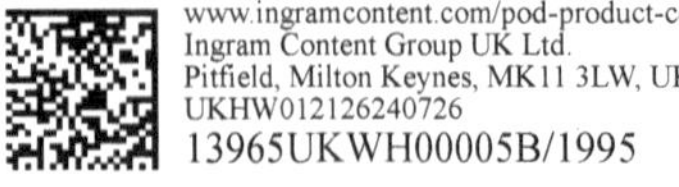
www.ingramcontent.com/pod-product-compliance
Ingram Content Group UK Ltd.
Pitfield, Milton Keynes, MK11 3LW, UK
UKHW012126240726
13965UKWH00005B/1995

9 782012 928787